D·

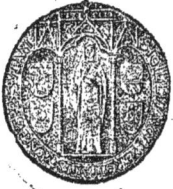

De la

Valeur du Traitement Chirurgical

Du Torticolis

Congénital

Selon le Procédé de Mikulicz

MONTPELLIER

G. Firmin, Montane et Sicardi

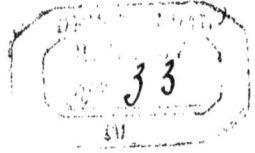

DE LA VALEUR

DU TRAITEMENT CHIRURGICAL

DU

TORTICOLIS CONGENITAL

SELON LE PROCÉDÉ DE MIKULICZ

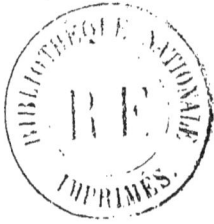

PAR

M. RICARD

DOCTEUR EN MÉDECINE

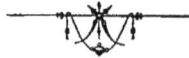

MONTPELLIER

IMPRIMERIE Gustave FIRMIN, MONTANE et SICARDI

Rue Ferdinand-Fabre et Quai du Verdanson

—

1907

PERSONNEL DE LA FACULTÉ

MM. MAIRET (✻) . . . . DOYEN
SARDA . . . . ASSESSEUR

Professeurs

Clinique médicale	MM. GRASSET (✻).
Clinique chirurgicale	TEDENAT.
Thérapeutique et matière médicale. . . .	HAMELIN (✻)
Clinique médicale	CARRIEU.
Clinique des maladies mentales et nerv.	MAIRET (✻).
Physique médicale.	IMBERT.
Botanique et hist. nat. méd.	GRANEL.
Clinique chirurgicale.	FORGUE (✻).
Clinique ophtalmologique.	TRUC (✻).
Chimie médicale.	VILLE.
Physiologie.	HEDON.
Histologie	VIALLETON.
Pathologie interne.	DUCAMP.
Anatomie.	GILIS.
Opérations et appareils	ESTOR.
Microbiologie	RODET.
Médecine légale et toxicologie	SARDA.
Clinique des maladies des enfants	BAUMEL.
Anatomie pathologique.	BOSC.
Hygiène.	BERTIN-SANS (H.)
Pathologie et thérapeutique générales . .	RAUZIER.
Clinique obstétricale.	VALLOIS.

Professeur adjoint : M. DE ROUVILLE
Doyen honoraire : M. VIALLETON
Professeurs honoraires : MM. E. BERTIN-SANS (✻', GRYNFELTT
M. H. GOT, *Secrétaire honoraire*

Chargés de Cours complémentaires

Clinique ann. des mal. syphil. et cutanées	MM. VEDEL, agrégé.
Clinique annexe des mal. des vieillards. .	VIRES, agrégé.
Pathologie externe	LAPEYRE, agr. lib.
Clinique gynécologique.	DE ROUVILLE, prof. adj.
Accouchements.	PUECH, agrégé lib.
Clinique des maladies des voies urinaires	JEANBRAU, agr.
Clinique d'oto-rhino-laryngologie	MOURET, agr. libre.

Agrégés en exercice

MM. GALAVIELLE	MM. SOUBEIRAN	MM. LEENHARDT
VIRES	GUERIN	GAUSSEL
VEDEL	GAGNIERE	RICHE
JEANBRAU	GRYNFELTT ED.	CABANNES
POUJOL	LAGRIFFOUL.	DERRIEN

M. IZARD, *secrétaire.*

Examinateurs de la Thèse

MM. FORGUE (✻), *président.*	MM. JEANBRAU, *agrégé.*
ESTOR, *professeur.*	RICHE, *agrégé.*

A LA MÉMOIRE DE MON PÈRE

A MA MÈRE

M. RICARD.

A MA TANTE MADAME VEUVE RÉDARÈS

A MON ONCLE LE DOCTEUR AUGUSTE RICARD

A MON COUSIN MONSIEUR FRANÇOIS PAULÉ

M. RICARD.

MEIS ET AMICIS

A MON AMI LE DOCTEUR BAPTISTIN SERRUS

INTERNE DES HOPITAUX DE GRENOBLE

M. RICARD.

PRÉFACE

Lorsqu'est venu pour nous le moment d'accomplir le dernier acte de notre scolarité médicale, nous nous sommes adressé à M. le Professeur Forgue qui, très obligeamment, nous a communiqué l'observation au sujet de laquelle nous avons entrepris ce travail. Il nous a fait ensuite l'honneur d'en accepter la présidence.

Qu'il reçoive ici tous nos remerciements.

C'est pour nous une occasion de pouvoir remercier aujourd'hui nos maîtres de l'école de Marseille à laquelle nous avons appartenu pendant quatre années. Nos remerciements vont tout particulièrement à M. le Professeur Boinet dont nous suivîmes deux années durant l'enseignement éclairé ; à M. le Docteur François, médecin des Hôpitaux, pour tout l'intérêt qu'il nous apporta ; au Docteur Rouslacroix, chef de clinique médicale, dont nous n'oublierons pas les leçons et les conseils qu'il nous donna si volontiers.

Enfin, en jetant un regard, de regret peut-être, sur cette joyeuse vie d'étudiant qui vient de se clore pour nous, nous ne saurions terminer sans adresser un affectueux souvenir à nos amis. Ils furent les compagnons de nos heures de travail; ils furent les compagnons de nos heures d'ennuis et de joies; qu'ils acceptent tous les vœux que nous faisons pour leur réussite future. Puisse l'avenir ne leur réserver que des joies et une heureuse carrière ! Leur souvenir demeurera avec celui des jours et des choses passés.

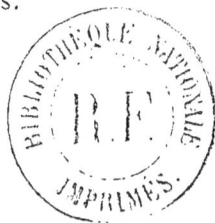

DE LA VALEUR

DU TRAITEMENT CHIRURGICAL

DU

TORTICOLIS CONGÉNITAL

SELON LE PROCÉDÉ DE MIKULICZ

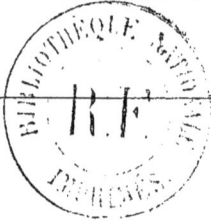

INTRODUCTION

C'est dans le service de M. le professeur Forgue que nous avons eu l'occasion d'observer un cas de torticolis par rétraction fibreuse, qui, traité il y a quelques années par la ténotomie à ciel ouvert, récidiva.

La jeune fille qui en était atteinte, rentra ces derniers temps à l'Hôpital Suburbain de Montpellier et M. le professeur Forgue procéda, cette fois-ci, à l'extirpation du sterno-cléïdo-mastoïdien, opération à laquelle Mikulicz a donné son nom. Comme on le verra plus loin dans l'observation que nous avons prise, l'intervention fut couronnée de succès.

C'est l'étude de ce procédé opératoire, de cette méthode mise en pratique, ou plutôt en lumière, par Mikulicz, puisque Volkmann fut le premier à l'exécuter, qui va faire l'objet de notre modeste travail.

Nous n'avons pas l'intention de venir faire, ici, une étude critique de la question, encore moins celui d'apporter des faits nouveaux, nous n'en avons ni l'autorité, ni la sagacité. D'autres avant nous en ont fait de laborieuses études ; la méthode de Mikulicz a donné lieu à des débats passionnés, et il semble que là-dessus tout soit dit.

Il n'y a pas très longtemps, ce procédé opératoire, s'il n'était pas inconnu, n'en était pas moins très rarement pratiqué en France ; mais depuis quelques années, de nombreux chirurgiens ont eu à l'employer avec succès dans des cas de torticolis récidivants à une ténotomie antérieure, et à l'heure actuelle, nous possédons suffisamment d'observations pour pouvoir nous prononcer sur la méthode.

Nous avons pu réunir, tant en France qu'à l'étranger, cent trois cas d'interventions par le procédé de Mikulicz. Au cours de notre étude nous en donnerons le résumé et nous en indiquerons les résultats.

Ce que nous nous sommes surtout attaché à faire, c'est une revue générale de cette question ; pour cela nous avons soigneusement recherché tous les travaux qui avaient été publiés là-dessus, et avons recueilli quelques-unes des plus récentes observations

Quant à l'ordre dans lequel nous allons aborder notre sujet, nous avons pensé qu'à côté de la description technique de l'opération de Mikulicz, il serait bon de noter quelques points de l'anatomie du sterno-cleïdo-mastoïdien ; c'est ce que nous avons fait après quelques notes rapides d'histoire sur le traitement chirurgical du torticolis congénital. Nous avons aborbé ensuite la discussion sur la valeur du procédé de Mikulicz ; c'est là la grosse partie de notre travail, c'est celle sur laquelle, aidé par notre matériel d'observations, nous insistons particulièrement. Après

quelques notes sur les indications du procédé, nous don-
nons les quelques observations que nous avons jugé utile
d'insérer dans notre thèse. Nous terminons par une bi-
bliographie aussi complète que ce que nous avons pu le
faire, car elle constitue à elle seule presque toute la revue de la question, et nous n'aurions su trop y insister.

HISTORIQUE

Tout le monde est d'accord pour reconnaître que le traitement chirurgical est le seul traitement rationnel du torticolis congénital. Tillaux, dans son traité clinique, s'exprime ainsi : « Il n'existe qu'un seul moyen de traitement rationnel et efficace du torticolis congénital par rétraction : c'est la section du faisceau musculaire rétracté. Que des massages longtemps prolongés et faits intelligemment, aient pu à la longue, aidés par l'électrisation, rendre au muscle sa longueur normale, c'est possible, je ne le conteste pas ; mais le succès est douteux. Et quand je songe qu'à l'aide d'une opération légère, absolument inoffensive, on peut arriver en un instant à des résultats que des années de traitement n'obtiendront peut-être jamais, je ne comprends pas l'hésitation. »

Ce qu'il y a de certain c'est que le traitement chirurgical du torticolis congénital par rétraction est employé depuis de nombreuses années. La première méthode de traitement opératoire fut la ténotomie, et, classiquement, l'on distingue dans l'histoire de la ténotomie trois périodes. La première va jusqu'à Dupuytren (1822) ; c'est la période de la ténotomie à ciel ouvert à un temps où l'on ne connaissait pas les bienfaits de l'antisepsie, ni même ceux de l'asepsie. Les premières interventions semblent remon-

ter à Tulpius, Isaac Minnius, Florianus, Roohnuysen, etc.
Pour ces chirurgiens, l'opération consistait à sectionner
au-dessus de la clavicule, le tendon du sterno-cléido-
mastoïdien ; ils se servaient pour cela soit du caustique,
soit des ciseaux. Il semble paraître qu'ils négligeaient tout
traitement orthopédique consécutif.

Dupuytren employait encore cette méthode à ciel
ouvert, la seule employée jusque-là d'ailleurs, lorsqu'en
1822 il imagina et pratiqua la première ténotomie sous-
cutanée sur une jeune fille qui guérit en vingt-trois jours
après avoir subi, il est vrai, un traitement orthopédique.

La méthode de la ténotomie sous-cutanée que venait
de mettre en lumière et d'imaginer Dupuytren fut une
véritable innovation ; de suite elle jouit de la faveur de
nombreux chirurgiens ; car, en effet, il venait de montrer
la possibilité de la section sous-cutanée des faisceaux du
sterno-cléido-mastoïdien. Stromeyer et Diffenbach, en
Allemagne ; Bouvier, Guérin, Fleury, Duval, Delore (de
Lyon), de St-Germain, obtiennent d'excellents résultats.
Cette opération a l'avantage de ne pas laisser de cicatrice disgracieuse, aussi jouit-elle d'une certaine vogue.
Malheureusement la région sterno-mastoïdienne n'est
pas une région topographique où l'on peut impunément travailler à l'aveuglette ; la ténotomie sous-cutanée
est dangereuse ; on risque de blesser les gros vaisseaux
et les nerfs importants de la région ; enfin elle est dans
de nombreux cas matériellement insuffisante, et demande
toujours un traitement orthopédique prolongé.

Aussi, malgré l'autorité que Dupuytren apportait à la
ténotomie sous-cutanée, elle fut abandonnée, et alors
commence une nouvelle période, c'est celle de la ténotomie à ciel ouvert avec asepsie opératoire.

Kirmisson, au sujet d'un cas de Phocas (de Lille), défend

la ténotomie à ciel ouvert, à la Société de Chirurgie (25 juin 1890), mais c'est surtout Volkmann qui contribua à donner l'élan et à faire revivre la vieille méthode, qui, maintenant que l'on connaissait l'asepsie, n'offrait que des avantages et pour ainsi dire aucun danger.

La ténotomie à ciel ouvert est dès lors presque seule pratiquée; il y a bien quelques dissidents qui cherchent à réhabiliter la méthode de Dupuytren, et il convient à ce sujet de citer Gross, de Nancy; mais la voie sous-cutanée n'en demeure pas moins une opération d'exception dangereuse et de résultat bien aléatoire.

En 1896 dans le «Centralblatt für Chirurgie», Mikulicz faisait une importante publication sur la méthode qu'il venait d'expérimenter; mais, comme il le reconnaît lui-même au début de son article, c'est Volkmann qui, en 1885, en faisant une ténotomie à ciel ouvert, pratiqua pour la première fois une extirpation partielle du sterno-cléido-mastoïdien.

Mikulicz, pour remédier aux récidives fréquentes observées après les ténotomies soit à ciel ouvert, soit sous-cutanées, entreprit l'extirpation totale ou partielle du sterno-cléido-mastoïdien. Des recherches anatomo-pathologiques entreprises en collaboration avec le docteur Kalder il en avait conclu que le torticolis est dû dans la majorité des cas à une myosite fibreuse. Presque toujours cette myosite est totale et même, dans les cas où le muscle paraît normal à l'œil nu et à l'examen électrique, l'examen microscopique montre une dégénérescence fibreuse avec à peine quelques fibres musculaires conservées. C'est d'ailleurs ce fait qui expliquerait la récidive si fréquente du torticolis après la simple ténotomie ou la section à ciel ouvert, car la cicatrice qui se forme entre les deux bouts a elle aussi une tendance, tout

comme la substance musculaire dégénérée, à la rétraction. C'est en se basant sur ces faits que Mikulicz
pratiqua 17 fois l'extirpation du sterno-cléido-mastoïdien.

Cette opération très connue en Allemagne, son pays
d'origine, fut immédiatement employée,et Hadra, Lorenz,
Hartmann, Maass, de Brun, Kœnig, Hoffa, Stumme,
Hendrix, se déclarèrent partisans convaincus de cette
méthode dans les cas graves de torticolis.

Si tenue en honneur en Allemagne, cette méthode
trouva en France de nombreux détracteurs. Très criti-
quée, elle fut employée par peu de chirurgiens; aussi les
travaux publiés en France là-dessus sont-ils peu nombreux ; il faut citer cependant la communication de
Reboul à l'Association Française pour l'avancement des
sciences (1899), la thèse de Coste (Montpellier, 1900),
celle de Thiers (Lyon, 1904), enfin tout récemment une
étude très documentée de Rousseau.

En Amérique il faut citer une publication de Dawbarn,
sur la résection des deux sterno-cléido-mastoïdiens (Juillet 1905, *Presse Médicale*).

TECHNIQUE DE L'OPÉRATION DE MIKULICZ

Voici, telle que la décrit son auteur, l'opération de la résection du sterno-cléïdo-mastoïdien :

« On fait une incision longitudinale de 3 ou 4 centimètres entre les portions claviculaire et sternale du muscle. Les lèvres de l'incision étant très écartées, on décolle avec le doigt, puis avec le bistouri les deux chefs, en protégeant avec un écarteur les organes sous-jacents. Chaque chef est saisi dans une pince, puis attiré en haut de façon à attirer hors de la plaie, en s'aidant du doigt et des ciseaux, les deux portions du muscle jusqu'à leur réunion. A ce moment on exagère davantage la position pathologique de la tête et l'on continue, toujours à travers la même plaie, le décollement du muscle que l'on attire au fur et à mesure au dehors. On arrive ainsi jusqu'à l'apophyse mastoïde au ras de laquelle le muscle est coupé, en ayant soin de laisser intacte la partie postéro-supérieure du muscle traversée par la branche externe du spinal. L'extirpation une fois terminée, on tourne la tête du côté opposé de façon à faire saillir les fibres laissées intactes et qu'il faut couper avant de fermer la plaie. On suture la plaie sans drainage, on immobilise la tête et on applique un pansement légèrement compressif.»

Il convient de noter que dans les premières résections

du sterno-cléïdo-mastoïdien, Mikulicz extirpait ce muscle en entier ; comme cela se comprend, il lésait forcément le spinal, puisque ce nerf vient s'anastomoser par sa branche externe avec une branche des plexus cervicaux pour innerver à la fois et le sterno-cléïdo-mastoïdien et le trapèze. Cette lésion ne provoqua jamais, d'après Mikulicz, des dommages appréciables.

Cette opération, telle que la pratiquait Mikulicz et telle que nous venons de la décrire, n'est point suivie à la lettre par tous les chirurgiens ; ce que Mikulicz a mis en lumière, c'est moins des détails d'opération qu'un principe : il a posé le principe de l'extirpation soit totale, soit partielle du muscle rétracté. Peu importe que pour y arriver, il se soit servi d'une courte incision ; plus loin, dans la discussion du procédé, nous aurons l'occasion de revenir là dessus et de montrer les avantages d'une large incision. Enfin certains chirurgiens, au lieu de pratiquer l'extirpation du sterno-cléïdo-mastoïdien par la voie basse, la pratiquèrent par la voie haute.

De nombreuses modifications ont été apportées à cette opération pour obvier à certains inconvénients qu'elle présente ou pourrait présenter, notamment celui du vide que laisse le sterno-cléïdo-mastoïdien réséqué. Dans un cas que nous relatons dans nos observations, M. Gaudier de Lille a reconstitué le muscle avec des fils de soie.

Quant au traitement post-opératoire, on peut se contenter de massages bien faits et n'avoir recours à aucun appareil orthopédique ; toutefois, par mesure de prudence, l'on peut user d'un des nombreux appareils inventés à cet effet, tel que la minerve plâtrée de Lorenz, l'appareil de Kirmisson, celui de Sayre, ou encore celui du professeur Forgue.

2

DISCUSSION SUR LA VALEUR DE LA MÉTHODE
DE MIKULICZ

Nous possédons à l'heure actuelle suffisamment d'observations pour émettre en toute connaissance de cause un jugement sur la méthode de Mikulicz et nous demander quelle en est la valeur.

Et tout d'abord, de quoi dépend la valeur d'un procédé? Dans toute intervention chirurgicale, à côté des résultats qu'elle donne, il faut logiquement tenir compte de sa difficulté technique et des dangers qu'elle peut présenter. Les résultats donnés par le procédé de Mikulicz, nous les connaissons ; dans la presque totalité des cas, ils ont eu comme conséquence la cure radicale de l'affection à combattre. Et d'ailleurs, saurait-il en être autrement? Le torticolis congénital est dû, comme nous le savons, à une rétraction définitive du sterno-cléido-mastoïdien, cela par une myosite fibreuse à marche progressive, ce qui explique bien d'ailleurs les récidives observées à la suite de la ténotomie, qu'elle fût faite par la voie sous-cutanée, ou par la méthode à ciel ouvert. Avec la méthode de Mikulicz, pas de dangers de récidive, puisque le muscle rétracté, auteur du torticolis, est supprimé, soit partiellement, soit totalement. Plus n'est la crainte qui existe dans les autres procédés, où le muscle, simplement sectionné, peut par des languettes fibreuses recontracter de nouvelles adhérences et chez lequel la myosite fibreuse incriminée peut continuer sa marche envahissante. Donc, au point de vue des résultats, le procédé de Mikulicz a une valeur incontestable et les cas observés par différents auteurs viennent à l'appui de notre thèse.

Mikulicz n'eut qu'à se louer de sa méthode. Linser a eu sur 14 cas, 12 fois des résultats définitifs et excellents. Stumme, à la clinique de Breslau, a pu opérer 34 cas de torticolis congénital sur des sujets d'âges différents (Zeitschrift für Orth. Chirurgs, Stuttgart, 1901). Sur cette statistique de 34 cas opérés par le procédé de Mikulicz, nous notons 28 cas, soit de guérison totale, soit d'amélioration manifeste ; 14 cas furent traités sans appareil orthopédique post-opératoire. Voici d'ailleurs en détail la statistique de Stumme :

34 cas opérés :

28 cas guéris ou améliorés.

1 cas blessure de la veine jugulaire, guérison.

2 cas : pas d'amélioration chez : 1° un enfant rachitique de 4 ans 1/2 revu 7 mois après l'opération.

2° un cas invétéré avec très forte scoliose.

Mikulicz, dans sa publication du Centralblatt fur chirurgie, signale que depuis avril 1891 il a opéré ou traité 25 cas. Sur ces 25 cas il y avait 22 cas de torticolis congénital et 3 cas de torticolis acquis. Dans 3 cas légers le traitement orthopédique a suffi pour amener une guérison complète. Dans 5 autres cas, il s'est contenté de la ténotomie sous-cutanée ; enfin, dans 17 cas, il a usé de son procédé opératoire et il a pratiqué 8 fois l'extirpation partielle, 9 fois l'extirpation totale.

Hoffa, sur 4 cas qu'il a traités, a obtenu 4 cas de guérison avec scoliose très diminuée.

Linser a 12 cas de guérison définitive ; 2 cas de scoliose persistante ; 2 cas avec insuccès complet, l'un survenu chez un enfant idiot revu 2 ans après, l'autre chez un jeune homme de 19 ans revu un an après l'opération.

Bünge, sur 2 cas, eut deux insuccès, dont l'un avec double récidive (XXIX° Congrès de chirurgie allemande).

Franke, sur plusieurs cas, eut un seul insuccès ; mais il faut ajouter que ce cas fut même aggravé par l'opération.

Thiers, dans sa thèse, relate six cas opérés par Nové-Josserand ; il y a eu 3 fois amélioration notable, et 1 fois guérison absolument parfaite.

Dawbarn (*Presse médicale, juillet* 1905), relate un cas de guérison avec extirpation des deux sterno-cléido-mastoïdiens.

Gaudier, dans le cas qu'il a opéré, a obtenu un succès complet ; il en est de même du cas que cite Rousseau, cas opéré par le professeur Quénu.

Il y a lieu de se demander si l'asymétrie faciale peut et est améliorée à la suite de la résection du sterno-cléido-mastoïdien. Nous ne pouvons à ce sujet que dire ce qui a déjà été dit à propos des ténotomies soit sous-cutanées, soit à ciel ouvert, l'asymétrie faciale est améliorée chez les jeunes enfants ; mais lorsque l'on opère sur des sujets ayant fini leur croissance, l'asymétrie faciale est une chose acquise et qui ne saurait désormais être améliorée en aucune façon.

Le procédé de Mikulicz présente-t-il des difficultés opératoires ? présente-t-il des dangers ? Il est bien évident qu'au point de vue de l'intervention telle que la comprenait et la faisait son auteur, la méthode de Mikulicz est une chose délicate ; en effet, par une incision de 5 ou 6 centi-

mètres à peine, il attirait le sterno-cléido-mastoïdien pour
le réséquer aussi haut que possible. Or, la première chose
à faire en médecine opératoire pour risquer le moins,
c'est d'y voir et de travailler au grand jour, à travers de
larges incisions. Ce n'est pas impunément que dans une
région anatomique aussi importante, où le muscle incri-
miné possède d'étroits rapports avec des vaisseaux tels
que la carotide et la jugulaire interne, avec des nerfs
aussi essentiels que le pneumogastrique pour ne citer que
celui-là, ce n'est pas impunément, disons-nous, que l'on va
travailler à l'aveuglette. De plus, il n'est pas aussi facile
que cela peut le sembler de prime abord, d'amener au
travers d'une courte incision un muscle qui est presque
toujours adhérent à sa gaine aponévrotique, gaine qui est
elle-même reliée aux autres puissantes aponévroses du cou.
Le mieux est de procéder comme l'a fait le professeur
Forgue dans l'observation qu'il nous a communiquée : il
peut inciser largement ; il ne faut pas craindre d'y voir ;
et si l'opération n'en reste pas moins délicate, étant
donnés, nous le répétons, les rapports nombreux et si
importants de la région anatomique qui nous occupe, elle
en sera du moins singulièrement simplifiée.

Quels sont les dangers que présente le procédé opératoire de Mikulicz ? A vrai dire, en conduisant sagement
l'opération, en agissant avec prudence, en évitant de
tirer brusquement sur le sterno-cléido-mastoïdien adhérent à sa gaine aponévrotique, on n'aura aucun accident
grave à redouter.

D'ailleurs, il n'est signalé aucun cas où il y eut à
déplorer un accident irréparable. Les seuls dangers à
éviter sont la blessure de la jugulaire interne et celle du
nerf spinal ; ce sont les seuls qui se soient produits. Mikulicz n'a jamais blessé la veine ; Volkmann la blessa

une seule fois ; mais l'hémorragie fut rapidement jugu-
lée et l'opération se termina sans autre incident.

Dans ses premières opérations, Mikulicz, en ne ména-
geant pas la partie supérieure et postérieure du muscle,
a coupé le nerf spinal. Il en est résulté une paralysie ou
une parésie de la partie supérieure du trapèze, sans grand
inconvénient, il est vrai, et qui peut disparaître par la
suite ; et cela se comprend, car c'est le spinal médullaire,
branche externe, qui a une origine toute différente de la
branche interne, laquelle va se jeter dans le nerf pneumogastrique et qui a une origine bulbaire, c'est cette
branche externe qui, seule, est lésée dans la résection
totale du sterno-cléido-mastoïdien ; or, si l'on songe que
la branche externe s'anastomose avec la troisième paire
cervicale pour innerver le sterno-cléido et le trapèze,
que descriptivement (nous ne disons pas physiologique-
ment) ces muscles sont donc innervés par deux nerfs
distincts, il est aisé de comprendre que la blessure de
la branche externe du spinal n'aura qu'une importance
relative et une influence toute passagère.

Les détracteurs du procédé de Mikulicz seraient donc
mal venus de lui reprocher ses dangers opératoires. Il
faudrait pour cela que les autres procédés en présentent
moins, et cela est moins que démontré. La ténotomie à
ciel ouvert, il est vrai, ne présente pas plus de dangers
que l'opération de Mikulicz ; quant à ceux de la ténotomie sous-cutanée, nous allons les citer pour mémoire.
A côté de l'hémorragie peu grave du réseau sous-cutané,
il y a celle de la jugulaire interne qui, dans les conditions
où elle se produit, peut être la cause d'un désastre. Quant
à la blessure du nerf phrénique, elle est aussi fort dangereuse et s'accompagne d'une toux opiniâtre et de spas-
mes nerveux. On en signale deux cas fort nets : Gunther,

de Torgau, rapporte qu'un jeune garçon opéré par la méthode sous-cutanée présenta pendant longtemps une hé-
micrânie très prononcée. Londe a relaté des cas de né-
vralgies rebelles consécutives à des lésions nerveuses,
en particulier chez un enfant opéré par Bouvier. Un
autre danger de la ténotomie sous-cutanée, c'est celui de
la suppuration. Avant la période aseptique, elle était très
fréquente ; on peut encore l'observer ; elle est favorisée
par l'épanchement sanguin sous-cutané presque obliga-
toire dans cette méthode. Dans la *Gazette des hôpitaux*
Robert cite un cas de mort par infection purulente chez
une opérée par la ténotomie sous-cutanée. Dessirier,
dans sa thèse de Lyon (1890-91), rapporte deux cas d'hé-
morragies par suppuration. Un procédé dangereux était
bien celui de Duval (Mémoire sur le torticolis ancien, *in*
Revue des spécialités, 1843) qui consistait, après la ténotomie sous-cutanée, à redresser fortement et vivement la
tête du côté opposé, afin de rompre les adhérences qui
pouvaient subsister ; on appelait cela le coup du malin.

L'opération de Mikulicz est sûrement plus compliquée
que la ténotomie sous-cutanée et que la ténotomie à ciel
ouvert ; mais elle n'est pas plus dangereuse que la
deuxième ; elle l'est infiniment moins que la première.

Une question semble se poser. Comment le cou sup-
porte-t-il la perte d'un muscle aussi puissant et aussi important que le sterno-cléido-mastoïdien ? Est-ce que,
privé de l'opposition de son antagoniste, le muscle sain
n'entraîne pas la tête de son côté ? Pas le moins du monde.
Il ne faut pas, d'ailleurs, au point de vue de la statique
cervicale, s'exagérer le rôle physiologique du sterno-
mastoïdien. Les muscles de la nuque, et en particulier le
trapèze, ont, sinon une synonymie exacte d'action, du
moins certains points physiologiques de commun pour

suppléer à la perte des sterno-mastoïdiens. Et d'ailleurs, la littérature anatomique renferme des faits d'absence unilatérale ou bilatérale du sterno-mastoïdien, et la résection totale de ce muscle faite par certains auteurs sur des animaux n'amena aucun trouble dans la statique de la tête.

Le reproche le plus grave que l'on puisse adresser au procédé de Mikulicz est la déformation qu'il laisse après lui. Evidemment, après l'opération, après la résection totale ou même partielle du sterno-cléido-mastoïdien, le cou est aplati du côté opéré ; car le muscle réséqué forme un relief assez considérable et entre normalement pour une grand part dans l'esthétique de la région cervicale. De plus, le sterno-cléido-mastoïdien est un puissant protecteur des vaisseaux et nerfs du cou. Enfin, la cicatrice que laisse l'incision pratiquée n'a rien de bien séduisant, il faut en convenir, surtout si cette cicatrice vient s'aggraver de complications dont nous avons parlé plus haut. C'est pour remédier à tous ces petits défauts que quelques auteurs ont proposé et fait subir au procédé de Mikulicz différentes transformations. Ainsi, pour parer à l'inconvénient de la déformation du cou, M. Gaudier (de Lille) a, dans le cas que nous citons dans nos observations, recouru à la réfection du sterno-cléido-mastoïdien par des fils de soie (méthode de Lange).

Il ne faudrait pourtant pas s'exagérer la crainte d'une déformation trop apparente ; en effet, à la place du muscle réséqué, il se forme généralement une cicatrice calleuse, qui a, au début, de la tendance à se rétracter, mais qui, par la suite, devient molle et extensible. Gerhard Stumme rapporte que sur 28 cas, 6 fois il n'y eut pas de différence, 18 fois un léger méplat, 4 fois une défor-

mation très marquée. Sur 12 cas, Linser n'observe que
deux fois seulement une déformation nettement indiquée.
Sur 4 cas, Hoffa note une déformation persistante dans
un seul cas. Thiers, dans 7 cas, ne trouve que deux fois
une déformation très accusée.

INDICATIONS DE LA MÉTHODE DE MIKULICZ

Dans quelques-unes de nos observations et en particulier dans celles de M. le professeur Forgue, l'opération de Mikulicz fut employée alors que d'autres procédés chirurgicaux avaient été suivis de récidives. Est ce à dire qu'il faille en faire une règle et en déduire que la méthode de Mikulicz ne doit être employée que lorsque d'autres ressources auront échoué ? Nous ne le pensons pas. Maas, qui a observé 40 cas, presque tous chez des enfants âgés de moins de trois ans, conclut que lorsqu'on se trouve en présence de torticolis trop avancé pour pouvoir espérer la régression par le massage et la chaleur humide, le mieux est de pratiquer l'opération de Mikulicz.

Une question se pose ici : la ténotomie sous-cutanée ou à ciel ouvert expose-t-elle moins à la récidive chez un sujet dont le sterno-cléido-mastoïdien est complètement fibreux et rétracté, ou bien donne-t-elle de meilleurs résultats alors que le sterno-cléido-mastoïdien ne présente qu'une rétraction incomplète et une sclérose limitée ? Est-elle due à un arrêt de développement, à une altération des centres nerveux, à une compression intra-utérine (probablement causée dans ce cas par une pénurie de liquide amniotique) ? Nous préférons nous ranger à la théorie qui veut qu'il s'agisse tout simplement de lésions

produites au moment de l'accouchement, non pas par
suite d'une rétraction cicatricielle à la suite d'une déchi-
rure ou d'une rupture musculaire, ainsi que l'admettaient
Diffenbach et Stromeyer, mais par suite de formation
cicatricielle survenant secondairement à une nécrose
traumatique du muscle. Cette nécrose musculaire est due
moins à la pression directe qu'à l'hyperextension. Elle
s'observe surtout dans les accouchements du siège et
dans les accouchements avec forceps (80 o/o des cas :
statistique de Maas). Il faut encore mentionner une théorie plus nouvelle qui voudrait voir dans cette fibrose du
sterno-cléido-mastoïdien quelque chose d'infectieux. Ce
qu'il y a de certain, c'est que l'atrophie et la rétraction du
sterno-mastoïdien est due à une myosite fibreuse interstitielle, diffuse et progressive ; nous disons progressive,
mais cela ne veut pas dire que la sclérose atteigne formel-
lement tout le muscle ; cette sclérose ne portait en effet
que sur les deux tiers inférieurs dans un cas de Robert, les
3/4 inférieurs dans un cas de Marchessaux, sur la presque
totalité du muscle dans le cas de Bouvier et de Kuss, en
entier dans celui de Guyon et de Contesse.

L'on comprend aisément que cette rétraction musculaire étant due à un myosite qui peut progresser, si le
muscle auteur du torticolis ne possède qu'un moyen peu
important de dégénérescence fibreuse, et qu'il soit traité
par la ténotomie, soit sous-cutanée ou ouverte, le muscle
peut dans la suite continuer à être le siège du processus
sclérogène, et comme le muscle est pathologiquement
adhérent à sa gaine, il en résultera ceci de bien simple,
c'est qu'alors même que des brides cicatricielles ne
s'établiraient pas entre les deux portions sectionnées,
le torticolis ne s'en reproduirait pas moins.

Si nous nous étendons un peu longuement sur ces

quelques points, c'est pour bien montrer que l'on ne peut pas, au point de vue des indications, se baser nettement sur l'étendue de la lésion et en faire un critérium.

L'opération de Mikulicz nous semble toute indiquée lorsque l'on se trouve en présence d'un torticolis grave par rétraction fibreuse, torticolis s'accompagnant d'une forte scoliose. Enfin il va sans dire qu'elle est encore indiquée lorsque d'autres moyens chirurgicaux ont échoué. Mais étant donnés les résultats de cette méthode, nous dirions volontiers si nous étions plus téméraire, qu'elle doit être considérée comme la méthode de choix dans le traitement chirurgical du torticolis par myosite fibreuse.

Nota. — L'anatomie pathologique du torticolis a été surtout étudiée par les Allemands ; des travaux assez importants ont également été faits en France et il convient de signaler à ce sujet : 1° une communication de Bouvier à l'Académie de médecine (1836) sur une pièce recueillie chez une jeune fille de 22 ans ; 2° plusieurs dissections et études de Robert, de Marchessaux chez des femmes âgées ; 3° Guyon et Contesse ont présenté à la Société anatomique en 1862 une pièce recueillie à Bicêtre chez une femme de 57 ans ; 4° les résultats des examens anatomiques de Lüdwig et Schultze (1888), G. Alexinsky (de Moscou, en 1896) ; 5° l'observation de Küss (1898, autopsie d'un sujet atteint de torticolis musculaire congénital opéré par Kirmisson quelques années avant.

OBSERVATIONS

OBSERVATION

(Inédite)

Due à l'obligeance de M. Massabuau, chef de clinique chirurgicale.

R. L..., âgé de 21 ans, entre dans le service de M. le professeur Forgue, le 10 novembre 1907. Cette malade a déjà été opérée à l'âge de neuf ans, pour un *torticolis congénital du côté gauche*; l'opération faite à ce moment par M. le professeur Forgue a consisté en une simple ténotomie à ciel ouvert du chef sternal du sterno-cléido-mastoïdien. A la suite de l'opération elle a gardé pendant un mois un appareil correcteur. Après ce traitement elle est restée complètement guérie pendant 4 à 5 ans.

Il y a 5 ans environ, la malade accuse que l'attitude vicieuse a reparu et s'est progressivement accentuée. Depuis trois ans elle est aussi prononcée qu'à l'heure actuelle.

Quand on examine cette malade, on constate que la tête est très fortement inclinée sur l'épaule gauche, le menton tourné du côté opposé; cependant l'inclinaison de la tête ne va pas jusqu'au contact de l'épaule; sa réduction est impossible. La région latérale gauche du cou est occupée par un relief sous cutané très saillant qui se tend comme une corde quand on essaye de relever la tête et qui est formée par le chef claviculaire du sterno-mastoïdien. A la partie supérieure de cette corde reste une cicatrice linéaire longue de 3 à 4 centimètres, vestiges de la première opération.

A l'examen de la face on constate une obliquité très marquée de la bouche et de l'axe bi-oculaire vers le côté malade. La déviation des traits très accentuée a donné à la face un aspect particulier que l'on peut qualifier d'*oblique ovalaire* ; cependant on ne constate au niveau de la face du crâne ni l'atrophie des parties molles, ni celle des parties osseuses.

L'examen de la colonne vertébrale permet de constater la présence d'une légère scoliose à concavité tournée vers le torticolis.

La malade est opérée le 29 novembre 1907, par M. le professeur Forgue; il pratique l'opération de Mikulicz ; mais au lieu de se contenter de l'incision préconisée par son auteur, il fait une large incision, attire après une dissection minutieuse les deux chefs du sterno-cléïdo-mastoïdien et les résèque aussi haut que possible. L'opération se passe sans accident.

Réunion par première intention.

Résultats. — Dès le premier pansement on constate que la déviation est corrigée ; seule persiste encore l'asymétrie faciale. Massage. Mobilisation méthodique.

Le 12 décembre, la malade demande à sortir.

Elle paraît complètement guérie La cicatrice est bonne. La déviation n'a pas de tendance à reparaître. Cependant, dans la crainte de ne pas obtenir un résultat stable, on applique un appareil correcteur.

L'appareil appliqué est formé d'une ceinture plâtrée entourant le thorax et d'un diadème plâtré entourant la tête en passant par le front. Ces deux ceintures plâtrées

portent des anneaux que l'on relie cercle d'en haut et
cercle d'en bas par des caoutchoucs. Cet appareil est
celui qu'à décrit M. le professeur Forgue.

OBSERVATION

(Empruntée à M. Rousseau, service de M. Guérin, de l'Hôpital Cochin).

L. A..., 23 ans, atteinte de torticolis gauche remontant
à la naissance et s'accentuant surtout depuis l'âge de 13
ans. Entrée à l'hopital Cochin, le 29 mai 1905.

C'est une fille solide, très bien portante, sans aucune
tare héréditaire. La tête est si fortement penchée sur
l'épaule gauche que l'oreille, dans ses 2/3 inférieurs, est
en contact avec celle-ci. Le visage est tourné à droite
et le menton regarde en haut.

Les mouvements de la tête sont extrêmement limités
mais pas douloureux; si la malade cherche à tourner la
tête du côté droit, le sterno-cléido-mastoïdien gauche se
tend si fortement que la tête ne peut même pas s'écarter
de la position vicieuse habituelle.

La colonne dorsale présente une très forte scoliose de
compensation à convexité gauche. L'épaule du côté malade est beaucoup plus haute que la droite. La partie
postérieure de la cage thoracique est très bombée à gauche, aplatie à droite.

La moitié gauche du visage et du crâne est plus petite
et plus aplatie que la droite. Les yeux sont en escalier ;
le gauche situé à plusieurs centimètres plus bas que le
droit. Il en est de même des oreilles. Œil et oreille gauche sont notablement plus petits que du côté droit. Le
nez est dévié vers la gauche. La voûte palatine et les ar-

cades dentaires sont moins développées à gauche qu'à droite.

Opération le 7 juin 1905. — Incision de 6 centimètres parallèlement au bord supérieur de la clavicule gauche. Section des deux chefs de sterno-cléido-mastoïdien. Deuxième incision verticale pratiquée le long du bord postérieur du muscle de la partie supérieure et résection de l'extrémité supérieure. Les adhérences péri-musculaires sont libérées. La tête peut alors être redressée et mobilisée dans tous les sens ; la correction obtenue est très manifeste.

9 juin. — La tête est maintenue en hypercorrection par l'appareil de Kirmisson.

24 juin. — A la place des portions réséquées, il s'est formé un cordon fibreux, dur, très peu extensible, et la portion restante du sterno-cléido-mastoïdien recommence à saillir sous la peau. M. Quénu se décida alors à pratiquer l'opération de Mikulicz, c'est-à-dire l'extirpation totale du muscle. Il réunit les deux incisions primitives par une incision verticale suivant le bord postérieur du muscle et libère toutes les adhérences et brides péri-musculaires. On profite aussi de l'incision pour énucléer un goître. (A ce propos, notons la coexistence relativement fréquente du torticolis et du goître.)

26 juin. — Evacuation d'un petit hématome stérile ; les fils sont enlevés.

4 juillet. — On remet l'appareil à traction élastique ; quelques mouvements passifs sont imprimés à la tête chaque matin.

10 juillet. — Les mouvements de la tête sont très étendus, sauf l'inclinaison latérale droite, qui est limitée. A la place du sterno-mastoïdien, il se reforme à nouveau un cordon fibreux, dur, un peu extensible à la pression, fai-

sant saillie sous la peau et limitant les mouvements du cou du côté opposé.

13 juillet. — L'appareil à traction est enlevé et la malade sort de l'hôpital le 16 juillet très améliorée.

En octobre, la malade est soumise, à la Fondation Péreire, à un traitement par la gymnastique suédoise.

5 novembre. - La malade est enchantée du résultat de son opération. La tête est à peu près droite, mais son axe vertical ne correspond pas à l'axe vertical du tronc, car elle est déjetée en totalité vers le côté sain ; les mouvements de la tête et du cou sont absolument libres, sauf l'inclinaison latérale à droite, limitée par le cordon fibreux, développé à la place du sterno mastoïdien. Le cordon est dur, aplati, pas douloureux à la pression ; il commence à l'apophyse mastoïde, suit la direction du muscle enlevé et se perd en éventail dans le tiers moyen de l'aponévrose cervicale. La cicatrice est légèrement kéloïdale dans toute sa partie verticale ; très belle, linéaire dans sa partie horizontale. Il n'y a pas d'aplatissement du cou. La scoliose est déjà très diminuée, mais l'asymétrie est encore marquée ; elle n'est cependant pas plus frappante, malgré la position droite de la tête. La malade a remarqué que, depuis le mois d'août, elle meut plus difficilement le bras gauche, et il ne lui est possible de l'élever que très peu au-dessus de l'horizontale.

OBSERVATION

Empruntée à M. Gaudier professeur-agrégé (Echo médical du Nord, 19 mai 1907)

C. B., âgé de neuf ans, entre le 29 septembre 1906 à la clinique chirurgicale infantile de l'Hôpital Saint-Sauveur de Lille pour un torticolis congénital gauche très accusé.

La tête est inclinée fortement sur l'épaule gauche dont le moignon a subi un mouvement d'ascension ; la face est en rotation légère du côté opposé. Le sterno-cléïdo-mastoïdien gauche dessine sous la peau une corde fortement saillante, dure et sur laquelle s'établissent de nombreux noyaux cicatriciels, adhérant profondément. Asymétrie faciale, obliquité de l'axe des yeux.

L'enfant ne peut nullement corriger cette attitude absolument fixe et permanente, et qui s'est beaucoup accrue depuis quelques années. Il existe de la scoliose cervicale dont la connexité est dirigée du côté opposé à celui sur lequel siège le torticolis, c'est-à-dire à droite, et au dessous une faible courbature de compensation qui occupe toute la région dorsale.

La santé de l'enfant est excellente : il est normalement développé, intelligent et ne craint pas l'intervention qu'il est venu chercher à la clinique.

C'est la première fois que nous rencontrons un muscle aussi nettement cicatriciel, aussi profondément altéré et aussi intimement adhérent aux aponévroses et aux téguments du cou.

Notre pratique jusqu'à ce jour consistait en la section à ciel ouvert des deux chefs tendineux du muscle et de

toutes les *arêtes saillantes aponévrotiques, qui contri-
buent autant que le raccourcissement tendineux à fixer la
tête en position mauvaise.* Nous faisons ensuite le redressement et la correction en une ou plusieurs séances,
suivant la facilité avec laquelle cela se pouvait ; nous
maintenions la correction avec un appareil plâtré léger
appliqué pendant un mois, et l'enfant libéré de tout
appareil ne subissait plus qu'un peu de massage local et
de gymnastique des muscles du cou.

Dans le cas présent, la ténotomie n'aurait pas donné
de résultats complets, et n'aurait permis qu'un redressement insignifiant et illusoire à récidive rapide ; aussi
nous décidâmes-nous à faire la résection partielle du
muscle, qui, entre les mains de nombreux chirurgiens,
depuis Mikulicz, a donné de si bons résultats, dans les
cas invétérés de *torticolis congénital.*

Opération le 1er octobre 1906. — Incision de la peau
oblique, sur le trajet du muscle sterno mastoïdien gauche,
partant du bord supérieur de la clavicule et passant entre
les deux chefs tendineux. — Section des deux tendons,
sternal et claviculaire, à 1/2 centimètre au-dessus de leurs
insertions. Dissection minutieuse et difficile de la gaine
du muscle, adhérente presque partout au muscle rétracté et noueux ; dissection du muscle de bas en haut et
section transversale au-dessus des noyaux fibreux qui
siègent au tiers moyen. Le spinal n'est pas vu, ni sectionné. Correction de la déviation par un aide qui maintient la tête.

Reconstitution du muscle avec des anses de soie plate
n° 5 passant dans le corps du muscle et dans les deux ex-
trémités tendineuses sternales et claviculaires dont il res-
te près de 1|2 centimètre. A ce niveau, les anses prennent

aussi le périoste de la fourchette sternale et de la clavicule. Les anses sont modérément tendues.

Reconstitution au-dessus, le mieux possible, de la gaine aponévrotique du muscle. Hématose parfaite à la soie 00, même des vaisseaux cellulaires pour éviter un hématome ultérieur. Drainage capillaire aux crins de Florence. Suture cutanée aux griffes de Michel. Pansement, pas d'appareil.

6 octobre. — Les griffes sont enlevées et les crins de Florence.

9 octobre. — On enlève le dernier pansement, on réduit facilement sans chloroforme la tête en hypercorrection, et on la maintient à l'aide d'une minerve légère.

L'enfant quitte le service le 11 novembre, sans appareil, qui a été enlevé la veille. Il ne fait pas de traitement orthopédique. Revu et photographié le 21 janvier. L'attitude est excellente. La cicatrice est fine, non adhérente. Il n'y a pas de déformation du cou ; et à la palpation on sent sur le trajet du muscle un cordon dur, non aplati et non douloureux.

Tous les mouvements se font complètement.

La scoliose cervicale a disparu presque totalement.

L'examen du muscle enlevé a été fait par M. Dubas. Il s'agit, comme cela est presque toujours la règle, de myosite fibreuse interstitielle, occupant la presque totalité du fragment.

OBSERVATION

(Empruntée à la thèse de Thiers. Lyon, 1905)

Résumé : Torticolis congénital droit : section à ciel ouvert des deux chefs du muscle. Minerve plâtrée (20 novembre 1900). Récidive. Résection musculaire (22 janvier 1900).

Bon résultat (3 juillet 1904), trois ans et demi après l'opération. Pas de saillie à la place du muscle réséqué.

OBSERVATION

(Empruntée à la thèse de Thiers)

Mas... Joséphine, 4 ans 1/2.

Résumé : Torticolis congénital droit : 1° section à ciel ouvert (18 septembre 1903). Récidive : 2° résection musculaire (7 octobre 1903).

Résultat : Persistance d'une légère limitation de l'inclinaison latérale sur le côté sain. La scoliose et l'atrophie crânio-faciale persistent, diminuées (après dix mois).

Dépression légère à la place du muscle réséqué.

OBSERVATION

(Empruntée à la thèse de Thiers)

Fill... Marguerite, 4 ans 1/2.

Résumé : Torticolis congénital droit. Résection des deux chefs. Résultat parfait un an après l'opération. Muscle partiellement reconstitué.

Observation

(Empruntée à la thèse de Thiers)

Rit... Marie, 6 ans.

Résumé : Torticolis congénital gauche. Résection musculaire (6 janvier 1904).

Résultats : Persistance du déplacement en totalité de la tête. Excellent résultat. Muscle reconstitué partiellement.

Observation

(Empruntée à la thèse de Thiers)

G... Marcellin, 6 ans.

Résumé : Torticolis congénital droit. Résection musculaire (19 février 1904).

Résultat : huit mois après. — Bon résultat. — Le muscle est reconstitué.

Observation

(Empruntée à Coste, th. Montpellier 1900).

L. Albert, âgé de 7 ans, entre à la salle St-Charles de l'Hôtel-Dieu, à Nimes, le 4 août 1907.

Antécédents héréditaires : parents morts depuis quelques années ; les renseignements font complètement défaut.

Antécédents personnels : nuls.

Depuis sa naissance l'enfant présente des malformations dues à un torticolis congénital gauche et dont la progression a été constante.

Au premier examen l'observateur est frappé par l'attitude vicieuse de la tête. Elle est en latéro-flexion gauche; le menton est porté en avant et en bas. La face est inclinée suivant une ligne oblique de bas en haut et de droite à gauche. L'axe des yeux n'est plus transversal : le sourcil, les paupières et l'œil du côté rétracté sont abaissés. L'ouverture des lèvres est oblique ; la commissure est tiraillée et abaissée du côté du torticolis. Asymétrie crânio-faciale, atrophie de toute la moitié gauche de la face : la pommette et l'arcade sourcillière gauches sont moins saillantes, aplaties. La moitié du maxillaire inférieur, qui s'incline du côté du torticolis, présente une atrophie marquée.

Déviation de la cloison du nez ; l'orbite osseux paraît de dimensions inférieures à celles de l'orbite droit. Aplatissement accentué de la moitié gauche du crâne ; les bosses pariétales et frontales sont même saillantes.

. . . .

Longueur du muscle sterno-cléido-mastoïdien rétracté : chef sternal, 9 centimètres ; chef claviculaire, 7 centimètres. Longueur du sterno-cléido-mastoïdien sain : chef sternal, 12 centimètres ; chef claviculaire, 11 centimètres.

Première opération (Dr Parades, 12 août). — L'opérateur pratique la ténotomie sous-cutanée des deux chefs claviculaire et sternal, à quelques millimètres de leurs insertions inférieures.

Aucun accident ne vient compliquer l'intervention, mais le résultat est faible. La correction, même sous le sommeil chloroformique, est faible.

La petite plaie faite par la ténotomie est vite cicatrisée ; le malade conserve sa difformité, que l'opération a faiblement atténuée.

Le 7 septembre 1897, M. Reboul pratique la ténotomie à ciel ouvert, *mais toujours près du sternum et de la clavicule*.

Le chirurgien fait, à un centimètre au-dessus de la clavicule, une incision horizontale qui intéresse la peau et le muscle peaucier ; il recherche l'aponévrose superficielle, qu'il sectionne, et découvre ainsi des fibres tendineuses, contournées et épaissies. Le faisceau claviculaire est extrêmement aminci ; le faisceau sternal présente des dimensions plus considérables ; son épaisseur paraît être de 12 millimètres. La veine jugulaire antérieure apparaît sous l'aponévrose superficielle, la jugulaire externe au devant du cléido-mastoïdien, qu'elle quitte bientôt.

La section du faisceau claviculaire et du faisceau sternal est pratiquée au bistouri boutonné. Le faisceau sternal se montre dur et offre une certaine résistance.

Quelques ligatures viennent étancher la plaie. Sutures aux crins de Florence. Pansement.

Suivant le procédé de Kirmisson, à l'aide de deux bandes de diachylum entourées autour de la poitrine et de la tête, on obtient deux solides points d'appui et, par un solide tube de caoutchouc, on rapproche ces deux bandes, qui maintiennent ainsi la tête inclinée du côté droit.

Les suites de l'intervention sont bonnes. Après quelques jours, on enlève provisoirement l'appareil pour supprimer les fils ; la déviation paraît en partie corrigée. L'appareil de Kirmisson est placé à nouveau, puis définitivement enlevé 25 jours environ après l'opération.

Pendant quelques jours on se livre régulièrement à des manœuvres de redressement et de massage. Malgré ce, la correction demeure incomplète, et il persiste une latéro-flexion gauche assez accentuée ; cependant une photographie comparée à celle prise il y a un mois montre une certaine amélioration.

Médiocrement satisfait de sa ténotomie à ciel ouvert, M. Reboul projette la résection partielle du muscle dans un point assez rapproché de l'apophyse mastoïde.

Opération le 5 octobre 1897.

Incision verticale selon le trajet du muscle à 2 centimètres au dessous de la mastoïde. La jugulaire externe se présente au fond de la plaie longue de 3 centimètres ; elle est prise entre deux ligatures. La pulpe de l'index qui vient explorer les profondeurs de la plaie ne reconnaît pas de fibres musculaires, mais bien au contraire, un tissu de néoformation, scléreux, dur, très dense, affectant la striation fibrillaire. La sonde cannelée divise avec difficulté le tissu qui est réséqué par fragments ; lentement et progressivement, l'opérateur parvient à extirper tout ce qui devait être son muscle jusqu'à ce qu'il arrive au-devant de la gaine des vaisseaux du cou dont son doigt explorateur lui révèle les battements.

La tête est définitivement placée en forte rotation du côté droit, quelques faisceaux scléreux apparaissent encore et font saillie au fond de la plaie ; ils sont réséqués sur une étendue de 3 centimètres, le sterno-cléido-mastoïdien a ainsi perdu sa continuité.

Suture. Pansement. Pas d'appareil.

8 octobre : Suppression du pansement, Le redressement paraît bon.

Des manipulations de redressement sont effectuées à partir de ce jour.

14 octobre : Les fils sont supprimés. Séances quotidiennes de redressement et de massage.

La rectitude est absolue ; tous les mouvements de flexion et d'extension, de latéralité de la tête sont possibles et une photographie permet de fixer le résultat obtenu par la dernière intervention chirurgicale.

Le 22 octobre 1897, le petit malade sort entièrement
guéri.

OBSERVATION

Hendrix : Société royale des sciences naturelles et médicales
de Bruxelles, mai 1896.

Jeune garçon de 12 ans, torticolis droit datant de 5 ans.
Opération de Mikulicz. Résultat excellent. Cependant,
la scoliose légère persistant, il s'est formé dans le canal
occupé par le muscle une production dure peu extensible; kéloïde cicatricielle. Cette production fibreuse semble
donner raison aux partisans de la myosite chronique interstitielle. Il semble que le sujet atteint soit sous l'influence
d'une sorte de diathèse générale qui porte à la formation du tissu fibreux.

CONCLUSIONS

1° L'opération de Mikulicz n'expose pas comme les autres méthodes à la récidive.

2° Elle est indiquée dans les cas graves de torticolis musculaire chronique ; elle en est pour ainsi dire l'opération de choix.

3° L'opération de Mikulicz n'est guère plus difficile que les autres méthodes opératoires.

4° Elle est infiniment moins dangereuse que la ténotomie sous-cutanée ; elle est aussi peu dangereuse que la ténotomie à ciel ouvert.

5° Après l'opération, le traitement orthopédique n'est pas nécessaire ; toutefois il sera utile non seulement pour rendre aux muscles leur tonicité, mais aussi pour redresser autant que possible la déviation scoliotique.

6° La motilité du cou et de la tête redevient normale ; la scoliose est ordinairement fort diminuée ; l'asymétrie faciale disparaît chez le jeune sujet, mais chez les sujets âgés elle ne subit aucune modification.

BIBLIOGRAPHIE

ADAMS W. — A some recent modifications which I have adopted in the treatment of congenital wryneck. Trans. of the Am. Orth. Association Tenth Session. 1896, vol. IX.

ABERLE (von). — Zur Operativen Behandlung des muskulæren Shiefhalses. Zentratblatt für Chirurgie, Leipzig, 1907, XXXIV, 809-812.

AMMON. — Parallèle de la Chirurgie française et étrangère. Paris, 1823.

BERGER. — Torticolis congénital. Revue de Chirurgie, 10 janvier 1907, p. 143.

BRACKETT E.-G. — Treatment of torticollis. Tr. Am. Orthop. Ass. Phila. 1897. 106-114.

BARON V. — Du torticolis congénital ; son traitement par la ténotomie à ciel ouvert. Thèse de Nancy, 1906-1907.

ALEXINSKY J. — Pathogénie du torticolis. Société Chirurgicale de Moscou, 1897.

BERGER P. et S. BANZET. — Traitement du Torticolis congénital ou essentiel. - Traité de Médecine opératoire et de Thérapeutique chirurgicale, p. 144. Paul Berger et H. Hartmann. Paris, 1904. G. Steinheil, édit.

BERGER. — Torticolis congénital. Revue des Maladies de l'Enfance. Paris, 1899, p. 285.

BLUMENTHAL M. — Zur Aetiologie des Angeborenen musculæren Schiefhalses. Arch. für Kinderg, Stuttgart, 1900, XXX, 76 82.

BOBICHON. — Contribution à l'étude du Torticolis postérieur d'origine musculaire. Thèse de Lyon, 1885-1886.

BOUVIER. — Leçons cliniques sur les maladies chroniques de l'appareil locomoteur. Paris, 1858.

BERGER. — Torticolis (sur 2 observations). Bull. et Mém. Soc. Chir., 1890, p. 481. (Discussion.)

— Myotomie à ciel ouvert et ténotomie du sterno-cléido-mastoïdien dans le torticolis congénital. Bull. et Mém. Soc Chir. Paris, 1906, p. 1034-1036.

BERG J. — Einige Reflexionem über die operative Behandlung des Torticolis spasticus. Nord. Med. Ark., Stockholm, 1905, 1 26.

BERGER. — Torticolis congénital. Rev. prat. d trav. de Médecine de Paris, 1898, p. 281 284.

BONNET. — Traité des sections tendineuses et musculaires. Paris, 1841.

BOCKER W. — Einige Bemerkungen zur operativen Behandlung des Muskulæren Schiefhalses Zentralblatt für Chirurgie Leipzig, 1907, XXXIV, 449-451.

BRADFORT E.-H. et SEVER J.-W. — Torticolis ; the results of the treatment of cases of acquired and congenital muscular torticollis at the Boston Children's Hospital since 1907. Med. and S. J. CLVII, p. 241-251.

BROCA A. — Traitement du torticolis par rétraction. Rev. génér. de Clin. et de Thérap. Paris, 1905, p. 401.

Bruns. — Das caput obstipum musculare. Beitrag. für Chirurgie, 1896.

Coste Martial. — Traitement du torticolis chronique congénital. De la nécessité d'une extirpation partielle du sterno-mastoïdien dans certaines variétés de torticolis chronique. Thèse de Montpellier, 1899-1900, n° 19.

Championnière. — Sur deux observations (Discussion). Bull. Soc. Chir. Paris, 1900, p. 481.

Cornil et Ranvier. — Manuel d'histologie pathologique, 2ᵉ édition. Paris, 1902.

Calot. — Le traitement pratique du torticolis.

— Revue générale de clinique et de thérapeutique. Paris 1907, p. 417-423.

Chipault A. — Sur le traitement chirurgical des affections spasmodiques localisées; torticolis spasmodique, contracture des adducteurs, etc., etc. Médecine moderne. Paris 1903, p. 121-123.

Ducurtil E. — De la ténotomie à ciel ouvert comme traitement du torticolis musculaire chronique consécutif à une rétraction du sterno-cléido mastoïdien. Thèse de Paris, 1888-1889.

Dessirier L. — Des ténotomies sous-cutanées et à ciel ouvert dans le traitement du torticolis musculaire chronique. Thèse de Lyon. 1890-91, n° 573.

Denommé A. — De la position du malade dans les opérations sur la tête et sur le cou. Thèse de Paris, 1902-03.

Depaul. — Du torticolis. Thèse d'agrégation. Paris, 1844.

Duncan R.-B. — The medical and surgical treatment of spasmodic torticollis with an illustrative case. Intercolon M. J. Australas. Melbourne, 1903, p. 463-467.

DUPLAY-RECLUS. — (Muscles), p. 303. Traité de chirurgie. 1898. 2ᵉ édit.

— Ténotomie en général, p. 299.

DIEFFENBACH. — Mémoire sur la section du sterno-cléïdo-
mastoïdien dans le torticolis. Berl. Klin. Zeitung.
1838.

— L'expérience. 1838. II, p. 273.

DESOIL P. — Des troubles trophiques et des déformations
secondaires de la tête et du tronc dans le torticolis chronique, particulièrement dans le torticolis
osseux. Bul. de la Soc. cent. de Méd. du Nord.
Lille 1867, p. 273-281.

— Echo Méd. Nord. Lille 1897, p. 539-546.

DUVAL V. — Mémoire sur le torticolis ancien. Revue des
spécialités. 1843, p. 5.

DAWBARN. — Presse médicale. Juillet 1905.

ELIOT E. — Jr. The Surgical treatment of torticollis,
with especial reference to the spinal accessory
nerve. Ann. Surg., Phila, 1895, 493-509.

FRIDBERG. — Zur Aetiologie und Therapie des « Caput
obstipum musculare congenitum ». Deutsche
Ztschr. f. Chir. Leipz., 1901, 393-416.

FARNUM E.-J. — Operation for torticollis. Chicago. Med.
Times, 1901, XXXIV, 225-227.

FORGUE et RECLUS. — (Art. Torticolis). Traité de Thérapeutique chirurg. Paris, 1898, p. 433.

FÖDERL O. — Ueber Caput obstipum musculare. Arb.
a. d. Klin Chir. Wien. and Leipz., 1903, p. 217-262.

FEINEN. — Der Musculäre Schiefhals. Inaug. Diss.
Greisswald, 1900.

FISHER. — Torticolis congénital. Opération à 21 ans,
résultat favorable. The Lancet, 1877, vol. 2,
p 609.

GOURDON J. — Résultat éloigné du redressement d'un torticolis congénital au double point de vue de l'attitude de la tête et de l'atrophie de la face. J. de Médecine de Bordeaux, 1903, p. 515.

GALLAVARDIN L. et SAVY P. — Sur un cas de torticolis congénital avec autopsie et examen histologique du système nerv. Lyon Méd., 1903, p. 767-778.

GROSS. — Sur l'Anatomie pathologique du torticolis. Philadelphia, Med. Times, 1873, p. 4.

GROSS Fr. — Ténotomie sous-cutanée et ténotomie à ciel ouvert pour torticolis musculaire. Semaine Médicale, 1890, p. 355.

GLUCK. — Traitement chirurgical d'un torticolis congénital par la méthode Mickulicz. Berlin Klin. Woch., 26 août 1895, p. 747.

GUÉRIN J. — Mémoire sur une nouvelle méthode de traitement du torticolis ancien. — Paris, 1838, Gazette Médicale, p. 209.

—   Mémoire sur le torticolis ancien. Gazette Médicale, 1841.

GAUDIER. — Torticolis congénital gauche, traité par la résection partielle du muscle sterno-cléido-mastoïdien (méthode de Mikulicz) et la reconstitution tendineuse aux fils de soie (méthode de Lange). Excellent résultat. L'Echo Médical du Nord. Lille, 1907, p. 121-125.

GUYON. — Art. Torticolis. Dictionnaire Dechambre.

GERDES. — Zur operativen Behandlung des muskulæren Schiefhalses ; Erwiderung an Doering. Zentralblatt für Chirurgie. Leipzig, 1907, XXXIV, p. 451-453, 141-147.

HENDRIX. — Torticolis invétéré ; résection du muscle sterno-cléido-mastoïdien. Ann. Soc. belge de Chir. Bruxelles. 1895-1896, p. 422-424.

Horsley V. — Torticollis. Clin. J. Lond., 1897, p. 145-149.

Helferich H. - Demonstration eines Madchens mit dop-
pelseitigen. Vertust des M. sterno-cléido-mas-
toïdeus. 27 Congr. Allem. de Chir., 1898. Centralblatt für Chirurgie, 1898. Suppl., p. 96.

Hadra. — Two cases of congenitalis torticollis with
remarks. The Medical Record. 1886, I.

Hartmann. — Torticolis congénital (méthode Mikulicz).
Bruns. Clin. Chirurgie. Bd. VX.

Hoffa A. — Lehrbuch der Orthopædischen Chirurgie.
Stuttgart, 1898.

Hendrix L. — Résection totale du sterno-mastoïdien pour
torticolis. Ann. Soc. Belge de Chir., 15 mars 1896
et Gaz. hebd. Méd. et Chir., 1896, p. 660. Opération de Mikulicz. Policlinique de Bruxelles,
15 avril 1896. Soc. Belge Chirurg., 27 mars 1897
(méthode Mikulicz).

Hasebrock K. — Zur Symptomatologie und Therapie
des spastischen Schiefhalses (Torticolis spastica)
nebst Bemerkungen über die Wirkungsweise
elasticher Zügel in der Orthopædie. Munchen
Med. Wchnschr, 1903, p. 117-119.

Hantkee. — Ein beitrag zür Ætiologie des Caput obstipum musculare Inaug. Diss Kiel, 1900.

Hirshberg L.-K. — A new treatment for wry-neck.
(Torticolis). Maryland Med. Journ. Baltimore,
1903, p. 379-381.

Hohmann G. - Zur Behandlung des Schiefhalses Ztschrift
f. Orthop. Chir. Stuttgart, 1894, p. 10-16.

Hoffa. — Zur Behandlung des hochgradigen Schiefhalses mittelst particller Extirpation des kopfnickers
nac Mikulicz. Verhandl. d. Deutsch. Gesellsch. f.
Chir. Berl., 1900, XXIX, Th 2, 340-352.

HELLER M. — Experimenteller Beitrag zur Aetiologie des angeborenen musculæren Schiefhalses. Deutsche Ztschr. f. Chir. Leipz., 1898, p 204-241.

HARTMANN H. — Beitrag zur Behandlung des muskulæren Schiefhalses. Beitrag z. Klin. Chir. Tubing, 1895-1896, XV, 603-632.

JALAGUIER. — Sur deux observations de torticolis. (Discussion.) Bull. Soc. Chirurgie de Paris, 1890, t. XVI, p. 481

JAFFÉ. — Méthode Mikulicz dans le traitement du torticolis. Chirurg. Congress., 1903, p. 209.

JOACHIMSTHAL. — Zur Behandlung des Schiefhalses, Deutsche Med. Wchnschr. Leipz. U. Berl., 1901 XXVII, 118-121, 12 fig.

JEANNEL. — Un cas de Torticolis congénital. Languedoc, Med. Chir. Toulouse, 1900, VIII, p. 120.

JOIRON E. — Hématome du muscle sterno-cléido mastoïdien droit et torticolis du même côté chez un enfant âgé de 3 mois. Ann. de méd. et chirurgie infantile. Paris 1904, p. 58-60.

KUSS. — Torticolis musculaire congénital du sterno-cléido mastoïdien. Revue d'orthopédie 1898. 1re série. T. IX, p. 61.

KEETLEY. — Notes on wry-neck of torticolis. London.
— N. Am. Pract. Chicago 1890.

KÖNIG. — Die subkutane Tenotomie des muskularen Schiefhalses Zentralbl. f. Chir. Leipz. 1907, p. 812.

KADER B. — Das Caput obstipum musculare. Beitrag. z. Klin. Chir. Tubing, 1896-97, p. 207-251. 13 pl. ; 1897, p. 173-322.

KIRMISSON E. — Traité des maladies chirurgicales d'origine congénitale. Paris 1898, Masson, édit.

KAREWSKI. — Die Chirurgischen Krankheiten des Kinde-salters. 1894

KIRMISSON E. — Section à ciel ouvert des deux chefs du sterno-mastoïdien. Bull. et mém. Soc. chir. 1889, p. 171.

— (Torticolis). Observations. Bull. et mém. Soc. chir. 1890, p. 181.

— Leçons cliniques sur les maladies de l'appareil locomoteur. Paris 1890.

— Ténotomie à ciel ouvert dans le torticolis muscu-laire. 5ᵉ Congrès français chirurgie. Paris 1891, p. 629.

— Leçons de chirurgie orthopédique. Paris 1895.

KERSTING Th.-A.-F. — Beitrag zur Behandlung des Caput obstipum. Götting 1904. L. Hœffer, 102 p. 8°.

KUHN. — Torticolis compliqué. Gaz. Méd. de Paris, 1897-1900, p. 555-557.

KUSS. — Autopsie d'un cas de torticolis musculaire con-génital du sterno-cléido-mastoïdien. Rev. d'or-thop. Paris, 1898, p. 61-66.

LANNELONGUE O.-M. — Du torticolis congénital. Leçons de Clinique chirurg. Paris, 1905, Masson, édit.

— Affections congénitales. Tome Iᵉʳ, Tête et Cou. Paris, 1891.

LAMAS A. — Sobre un caso de torticolis. Rev. Med. d'Uruguay. Montevideo, 1903, p. 315-317.

LENGEMANN P. — Kongenitaler Knorpelrest im Musculus sternocleidomastoideus. Beitrag z. Klin. Chir. Tubingen, 1901, XXX, 107-109.

LORENZ Ad. — Zur Pathologie und Therapie des muscu-læren Schiefhalses. Wien. Klin. Wochensch., 1891. Tome IV, p. 318-339. Mercredi Médical, 1891, p. 112.

Le Dentu et Delbet. — Traité de Chirurgie. Paris, 1900.

Lardenois. — Torticolis musculaire chronique congénital; guérison par la ténotomie du sterno-cléido-
mastoïdien rétracté. Union Médicale du Nord-
Est, Reims, 1903, p. 127.

Levrat. — Ténotomie du sterno-mastoïdien à ciel ouvert.
Province Médicale, 1888, p. 609.

Lorenz. — Zur Therapie des muskulæren Schiefhalses.
Centralblatt für Chirurgie, 1895. T. XXII, p. 105
(Art. Orig.).

Leuf A.-H.-P. — Torticollis ; its persistence after operation due to anomalous nerve supply. Med. News,
Phila, 1895, p. 637.

Lorenz A. — Ueber die unblutige Behandlung des muskulæren Schiefhalses. Wien Med. Wchnschr ,
1902, p. 65-69-121-126.

Lloyd J. — On infantile sterno-mastoïd tumours and the
simple wryneck of children. Birmingh, M. Rev.,
1898, 257-268.

Lovett. — Torticolis succédant à un hématome du
sterno-mastoïdien. Boston Medical Journal,
t. 126, p. 311.

Martin P.-E. — Contribution à l'étude des affections
congénitales de la langue et du cou. Thèse de
Paris, 1895-96.

Maubrac. — Anatomie et physiologie du sterno-cléido-
mastoïdien. Thèse de Bordeaux, 1883, n° 38.

Maass. — Torticolis congénital (Méthode de Mickulicz).
Zeitschrift. für Orthop. Chir., 1903. Vol. XI.
Analyse. Rev. Mal. Enfance, 1903, p. 476.

Ch. Monod et J. Vanverts. — Traité de technique opératoire. Paris, Masson, 1902.

MACK-OTTO. — Ueber den muskulæren Schiefhals. (Freiburg i. B.) Karlsruhe, 1903, M. Gillardon, 36 p. 8°.

MORGAN. — Section du spinal. British. and Foreign medic. chirurg. Review, juillet 1866. The Lancet, 3 août 1867.

MIKULICZ. - Ueber die Exstirpation des Kopfnickers bein musculæren Schiefhals. Centralblatt für Chirurgie, 1895, 5 janvier, n° 1.

MARION G. — Manuel de technique chirurgicale des opérations courantes. 2ᵉ édition, Paris, 1904.

MAHN. — Fall von Torticollis. Allg. med. Centr. Zig. Berl., 1901, LXX, 45.

NOORDEN. — Zur Schiefhals Behandlung. Munich. med. Wochensch, 1900, n° 10.

NOVÉ-JOSSERAND. — Traité d'Orthopédie. Paris, 1906.

NOVÉ-JOSSERAND et VIANNAY C. — Pathogénie du torticolis congénital (théorie ischémique). Rev. d'Orthop. Paris, 1906, 397-425.

OSTEN F. — Etude sur les résultats obtenus par la ténotomie dans les torticolis musculaires chroniques. Thèse de Paris, 1896-1897, n° 103.

PLEIFFER H. — Zur Aetiologie und Therapie des Caput obstipum musculare. Inaug-Dissert. Berlin, 1900, Jan-Mærz.

PHOCAS. — Leçons cliniques de Chirurgie orthopédique. Paris, 1895.

PIÉCHAUD T. — Note sur le traitement du torticolis musculaire par la méthode à ciel ouvert. 5° Congrès français de Chirurgie. Paris, 1891, p. 632.

POIRIER. — (Névrologie), p. 896-897. Traité d'Anatomie humaine.

— (Angéiologie), p. 679 et suiv. Traité d'Anat. humaine. Paris 1900.

PECH J. — De la ténotomie à ciel ouvert comme méthode de choix dans le traitement du torticolis musculaire chronique avec quelques considérations sur le traitement orthopédique. Thèse de Montpellier, 1896-1897, n° 70.

PETERSEN. — Caput obstipum. Arch. für Klin. Chir. 1884, T. XXX, p. 781. — Ueber den angeborenen musculæren Schiefhals, in Zeitschrift fur Orthopædische chirurgische 1 Band, 1 Heft, p. 86, 1891.

PHOCAS G. — (Torticolis. Observations). Discussions. — Bull. Soc. Chirurgie, 1890, p. 481.

— Ténotomie à ciel ouvert dans le torticolis musculaire. 5e Congrès français de Chirurgie. Paris, 1891, p. 629.

POLLOSSON A. — Torticolis chronique postérieur, Lyon Médical, 1897, p. 202.

QUÉNU. — (Torticolis). Observations. Discussion. Bull. de la Soc. Chirurgie. Paris, 1890, T. XVI, p. 481.

ROMANO (C.). — Il torcicollo congenito e la sua cura operativa. Arch. di Ortop., Milano, 1897, 167-178, 234, 924.

RICHARDSON (W.-W). — Torticolis. Surg. Gynec. and Obst., Chicago, 1906, p. 389-397.

ROUX DE BRIGNOLLES et GALLERAND. — Torticolis musculaire chronique, traité par anastomose sterno-trapézienne. Soc. de Chir. de Marseille. Voir : Revue de Chirurgie, 10 novembre 1907, p. 660.

REDARD (P.). — Le Torticolis et son traitement. Paris, 1898. G. Carré et C. Naud.

— Chirurgie orthopédique, Gazette Médicale de Paris, 1889.

— Traitement du torticolis congénital. Presse Médicale, Paris, 1897, p. 325-329.

Roux de Brignolles et Gallerand. — Sur un cas de torticolis musculaire chronique, traité par la greffe du sterno-cléido-mastoïdien dans le trapèze. Marseille Médical, 1er décembre 1907, p. 709.

Reisch (Otto). — Die pathologische Anatomie des Caput obstipum musculare. Inaug. Dissert., Wurzburg, 1900, Juin.

Reboul (J.). — De l'extirpation partielle du sterno-mastoïdien dans certaines variétés de torticolis chronique. Associat. Franç. Avanc. des Sciences. 1899. 1re partie, p. 302. (Méthode Mikulicz).

Rousseau (L.). — L'opération de Mikulicz dans le torticolis musculaire chronique. Revue d'Orthop., Paris, 1906, 42-44.

Sayre Lewis-A. — Leçons cliniques sur la chirurgie orthopédique. Traduit de l'anglais sur la 2e édition par L. Thomas. Paris, 1887, p. 468.

Stumme G. — Etude sur 34 cas opérés par la méthode de Mikulicz à la Clinique chirurgicale de Breslau. Zeitschrift. für Orth. Chir. Stuttgart, 1901.

Sarda S. — Un cas de torticolis. Arch. méd., Toulouse, 1900, VI, 385-390.

Souchon N.-M.-A. — Contribution à l'étude du torticolis musculaire congénital. Thèse de Montpellier, 1899-1900, n° 56.

Schanz A. — Ueber das Recidiv nach Schiefhalsoperationen. Ztschr. für Orthoped. Chir. Stuttgart, 1901, p. 658-665.

Smith E.-N. — Some practical points in the treatment of congenital torticollis. Lancet, London, 1902, p. 1829-1833.

Spencer. — Relations existant entre l'hématome du sterno-mastoïdien et le torticolis. American Journal of medical sciences, janvier 1893, n° 249, p. 103.

SENGENSSE B. — Deux faits de torticolis traités par la section à ciel ouvert du tendon du sterno-mastoïdien suivie de mobilisation précoce ; guérison définitive dans les deux cas. Ann. de la Policlin. de Bordeaux, 1901, XIII, p. 73-78.

SPILLER W.-G. — Sections from the sternocleido-mastoid muscle in a case of congenital torticollis. Proc. Path. Soc. Phila., 1897-98, p. 282-286.

TURAZZA G. - Sopra due casi di torcicolla. Clin. chir. Milano 1896, p. 204-214.

— Torticollis. Med. and Surg. Rep. Childr-Hosp. Boston, 1895, p. 271-276.

THIERS E.-C. - Etude comparative de la ténotomie à ciel ouvert et de l'extirpation partielle du sterno-cléïdo-mastoïdien dans le traitement du torticolis congénital. Thèse de Lyon. 1904-1905.

TESTUT L. et JACOB O. — Traité d'anatomie topographique avec applications médico-chirurgicales. Paris. Oct. Doin. 1905, p. 639.

TACCOEN G.-B. — De la ténotomie à ciel ouvert dans le traitement du torticolis musculaire chronique. Thèse de Lille. 1890 91, n° 96.

TILLEAUX. - Sur deux observations de torticolis. — Discussion. Bul. Société de chirurgie de Paris. 1890, T. XVI, p. 481.

— (Torticolis) Traité de chir. clinique. 4ᵉ édit. Paris. T. 1ᵉʳ, p. 537.

VOLKMANN R. — Das sogenannte angeborene Caput obstipum und die offene Durschneidung des M. sterno-cleïdo-mastoïdes. Centralblatt für Chirurgie, 1885, t. XII, p. 233. (Art. orig.).

VAN-GEHUCHTEN. — Anatomie du système nerveux de l'homme. Paris, 2ᵉ édit. 1897.

VANDERLINDEN O. — Du torticolis permanent par rétrac-
    tion. Belgique Méd., Gand - Haarlem, 1896,
    p. 70-74.

VERGOZ H. C. — Contribution à l'étude du torticolis mus-
    culaire par contracture et rétraction. Thèse de
    Bordeaux. 1887-88, n° 58.

VERNEUIL. — Sur deux observations de torticolis. —
    Discussion. Bul. de la Soc. de Chirurgie de Pa-
    ris. 1890. T. XVI, p. 482.

    — Des divers procédés de section du muscle
    sterno-cleïdo-mastoïdien dans le torticolis. Revue
    d'orthopédie de Paris. 1891, p. 81.

WITZEL. — Contribution à l'étude des modifications se-
    condaires des parties molles et du squelette dans
    les cas de torticolis musculaire. Deutsche Zeits-
    chrift für Chir. T. XVIII. 1883, p. 554.

WALTHER C. — (Torticolis). Traité de chirurgie de Du-
    play-Reclus. 2° édit. 1898. T. V, p. 588.

WEISS. — Art. torticolis. Diction. de médecine et de
    chirurgie pratiques.

WOOD W. A. — Four cases of wry-neck (torticolis). In-
    tercolon. Med. Journ. Australas. Melbourne 1903,
    p. 479-481.

WUNSCH (M.). — Ein Apparat gegen Schiefhals. Deutsche
    Med. Wchnschr. Leipz. u. Berl. 1907, XXXIII,
    p. 1094.

WULLSTEIN (L.). — Eine neue Operationsmethode des
    Caput obstipum. Zentralblatt für Chirurgie,
    Leipzig, 1903, p. 881-885.

WIENER (A.-C.). — Wry-Neck and its treatment. Tri-
    State. M. J. St-Louis 1896, 175-177.

WIEST (Franz). — Ueber die in den Jahren 1890-1901 in
    der hiesigen-chirurgischen Klinik in Behand

lunggekommenen Faelle von « Caput obstipum musculare ». Inaug-Dissert., München, 1902. Aug. und Sept., n° 113.

Wood (W.-C.). — Torticollis. Brooklin Med. Jour. 1900, 825-833.

Wolkowicz (M.). — Zur operative Behandlung des muskuloesen Schiefhalses. (Torticollis muscularis). Ztschr. f. prakt. Aerzte, Frankf.-a.-M., 1897, 778-780.

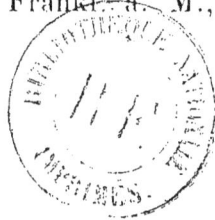

SERMENT

En présence des Maîtres de cette Ecole, de mes chers con-disciples, et devant l'effigie d'Hippocrate, je promets et je jure, au nom de l'Être suprême, d'être fidèle aux lois de l'honneur et de la probité dans l'exercice de la Médecine. Je donnerai mes soins gratuits à l'indigent, et n'exigerai jamais un salaire au-dessus de mon travail. Admis dans l'intérieur des maisons, mes yeux ne verront pas ce qui s'y passe ; ma langue taira les secrets qui me seront confiés, et mon état ne servira pas à corrompre les mœurs ni à favoriser le crime. Respectueux et reconnaissant envers mes Maîtres, je rendrai à leurs enfants l'instruction que j'ai reçue de leurs pères.

Que les hommes m'accordent leur estime si je suis fidèle à mes promesses! Que je sois couvert d'opprobre et méprisé de mes confrères si j'y manque !

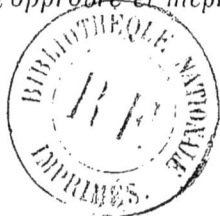

www.ingramcontent.com/pod-product-compliance
Lightning Source LLC
Chambersburg PA
CBHW050524210326
41520CB00012B/2434